ESSAI

SUR LES DÉFORMATIONS

ET LES

PERTES DE SUBSTANCE DU PALAIS

DANS LA SCROFULE

PAR

Charles BOIS,

Docteur en médecine de la Faculté de Paris.

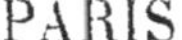

PARIS

A. PARENT, IMPRIMEUR DE LA FACULTÉ DE MÉDECINE

29-31, RUE MONSIEUR-LE-PRINCE, 29-31

1878

ESSAI

SUR LES DÉFORMATIONS

ET LES

PERTES DE SUBSTANCE DU PALAIS

DANS LA SCROFULE

PAR

Charles BOIS,

Docteur en médecine de la Faculté de Paris.

∼⚮∼

PARIS

A. PARENT, IMPRIMEUR DE LA FACULTÉ DE MÉDECINE

29-31, RUE MONSIEUR-LE-PRINCE, 29-31

—

1878

A MON PÈRE, A MA MÈRE

A MES FRÈRES, A MA SŒUR

A MES GRANDS PARENTS

A MA BIEN-AIMÉE TANTE ANTOINETTE BOIS

A MES ONCLES ET TANTES

A MON TRÈS-INTIME AMI LOUIS MOLLIN

A MES AMIS

A mes maîtres de l'École de Lyon :

MM. GAYET, GAILLETON, DELORD, HORAND

A MON EXCELLENT MAITRE, M. RIGAL

Professeur agrégé de la Faculté de médecine de Paris,
Médecin de l'hôpital Ménilmontant.

A mon président de thèse :

M. LE PROFESSEUR GUYON

Chirurgien de l'hôpital Necker.

ESSAI

SUR LES

DÉFORMATIONS

ET LES

PERTES DE SUBSTANCE DU PALAIS

DANS LA SCROFULE

HISTORIQUE.

La perforation scrofuleuse du voile du palais lui-même est assez rare : cette rareté n'est point telle cependant qu'elle explique pourquoi il n'en est pas fait mention dans les auteurs. Cette perforation est regardée le plus souvent comme un symptôme de syphilis ; c'est la première idée qui se présente à l'esprit, lorsqu'en examinant l'intérieur de la bouche on aperçoit un ulcère qui perfore la voûte palatine.

A l'appui de son dire, Baudelocque cite deux observations dont voici la première qui est la plus concluante :

Obs. I.—C... (Laurent), âgé de 13 ans, d'une taille assez élevée pour son âge, ni faible, ni maigre, ayant les cheveux châtains, né de parents sains, entra, le 26 juillet 1833, dans la division des scrofuleux, pour y être traité d'un ulcère au voile du palais. Cet ulcère existait depuis trois semaines environ ; il s'était développé sans douleur, sans cause connue. Au moment où je l'examinai pour la première fois, il était arrondi ; il perforait le voile du palais, formant un trou qui aurait facilement admis l'extrémité du doigt indicateur : ses bords étaient taillés à pic, sans gonflement, peu douloureux, d'une teinte blafarde, recouverts çà et là d'un enduit noirâtre, semblable à la suie. Il n'existait à l'intérieur de la bouche et sur le pharynx aucune autre ulcération ; on n'avait pas connaissance qu'il en eût jamais existé. On voyait sur la lèvre supérieure et à l'entrée de la narine droite quelques croûtes d'impetigo, le bout du nez était un peu rouge et légèrement tuméfié.

Le siége et l'aspect du mal avaient induit plusieurs praticiens en erreur. L'enfant m'avait été adressé comme étant affecté d'un ulcère syphilitique. Mais tous les signes commémoratifs que je pus recueillir s'opposaient à ce que j'adoptasse cette opinion. Les parents n'avaient jamais eu la syphilis. L'enfant avait toujours joui d'une belle santé jusqu'au moment de l'apparition de l'ulcère. Rien dans ses réponses aux nombreuses questions que je lui adressai ne pouvait faire supposer que le mal lui ait été communiqué par contact. La maladie me parut être de nature scrofuleuse. Je prescrivis la solution de muriate de baryte, un gargarisme avec la décoction de quinquina et de miel rosat, des lotions sur la lèvre et le nez avec l'infusion de fleur de sureau. L'ulcère du voile du palais ne tarda pas à prendre un meilleur aspect ; ses bords s'affaissèrent, l'ouverture paraissait moins grande. Je fis cautériser légèrement et à plusieurs reprises avec le nitrate acide de mercure. Au mois de septembre, l'enfant fut atteint d'une rougeole compliquée de pneumonie. Ces maladies n'eurent aucune influence sur l'état de l'ulcère. On dut nécessairement suspendre l'administration de la baryte. Plus tard, on prescrivit l'iode à l'intérieur et en bains. Le 13 novembre, la guérison était complète. Il n'y avait plus d'ouverture au voile du palais. La voix n'était plus altérée. La déglutition se faisait avec facilité.

Comme on le voit, Baudelocque est un des premiers qui ait attribué à la diathèse scrofuleuse certaines lésions graves de la gorge qui jusqu'alors avait semblé l'apanage exclusif de la syphilis.

Dès 1844, Hamilton (de Dublin) dessinait avec une grande précision les traits fondamentaux et caractéristiques des diverses phases des ulcérations scrofuleuses de la gorge.

Il citait quatre observations : deux sont reproduites dans le Dictionnaire encyclopédique des sciences médicales par M. Peter. Les deux autres reproduites dans les Archives de médecine seront rapportées plus loin.

En 1845, M. Tardieu cite une observation rapportée par M. Fougère et où il n'hésite pas à attribuer à la scrofule les désordres dont il fait la description. La question tombé dans l'oubli jusqu'à M. Bazin, qui, dans ses leçons théoriques et pratiques sur la scrofule, consacre quelques pages à ce sujet.

En 1861, M. Baizeau, dans un Mémoire publié dans les Archives générales de médecine (décembre 1861), traite surtout des modes opératoires qu'on peut employer pour combler les perforations de la voûte palatine. Il fait simplement précéder l'objet du mémoire de quelques considérations sur les causes et la forme de ces pertes de substance.

En 1865, la question est remise sur le tapis à l'occasion d'un mémoire de M. Hérard lu devant la Société des médecins des hôpitaux.

A cette occasion, une discussion très-intéressante s'élève entre MM. Hérard, Lailler, Guibout, Fournier sur la question des manifestations tardives de la syphilis.

A la même époque paraît dans les Archives générales de médecine un Mémoire de M. Landrieux à propos d'une observation d'angine scrofuleuse ou scrofulide tuberculeuse hypertrophique. Observation des plus intéressantes et que nous reproduirons.

La même année paraît l'article : *Angines*, de M. Desnos, dans le Dictionnaire de médecine et de chirurgie pratiques. M. Desnos, lui aussi, distingue une forme bénigne et une forme grave d'angine.

« Dans la forme grave, dit-il, les ulcérations sont multiples, précédées de tubercules indurés dus à des infiltrations plastiques des parties malades. Celles-ci sont labourées profondément par le travail ulcératif, et il peut s'ensuivre des perforations du voile du palais, ensemble de phénomènes qui représentent l'évolution d'un lupus du pharynx.

Ici, il y a déjà beaucoup plus de précision dans la description des diverses phases qui conduisent à la destruction ou à la déformation du voile du palais. Mais ce mode de procéder bien que le plus fréquent n'est cependant pas le seul, comme nous le verrons plus loin.

L'année 1871 est féconde en documents sur cette question de l'angine ; nous trouvons d'abord une thèse de M. Fougère écrite sous l'inspiration de M. Constantin Paul. Dans cette étude, riche d'observations, le lupus seul paraît en cause.

Elle renferme : 1° une bonne description de la marche de cette affection, ainsi qu'un tableau complet des signes diagnostiques qui séparent cette angine de l'angine de nature syphilitique.

2° Un Mémoire de M. Isambert sur l'angine scrofuleuse et inséré dans le Bulletin de la Société médicale des hôpitaux.

En 1872, une leçon de M. Constantin Paul, relatée dans le bulletin de la Société médicale des hòpitaux. Une observation de M. Desnos lue devant la Société de médecine des hôpitaux provoque une nouvelle discussion.

MM. Libermann et Bucquoy présentent deux observations sur le même sujet, et un peu plus tard M. Isambert présente également trois observations qui sont relatées sommairement dans le même bulletin. Depuis que l'attention a été appelée sur ce point on voit les observations se multiplier très-rapidement.

En 1874, M. Verneuil publie dans les Archives générales de médecine un mémoire du Dr Julius Paul (de Breslau), qui touche de très-près à notre sujet, puisqu'il est un mode de terminaison de la lésion qui nous occupe. Il s'agit de l'adhérence du voile du palais aux parois du pharynx à la suite d'ulcérations et de ses conséquences.

Enfin, en 1875, M. Homolle soutenait une thèse sur les scrofulides graves de la muqueuse bucco-pharyngienne. C'est l'étude la plus complète qui ait été faite sur les diverses maladies scrofuleuses dont la bouche peut être le siége.

Le sujet que nous traitons, n'est donc pas nouveau ; néanmoins ce que disait Baudelocque il y a 40 ans est en partie vrai aujourd'hui, malgré les nombreux écrits sur cette matière. Seulement ceux-ci se trouvent perdus au milieu d'autres sujets ou encore dissimulés sous un autre titre.

Dans les nombreuses observations que nous avons eues sous les yeux, on voit que le médecin qui [s'est trouvé en face d'une angine ulcéreuse ou d'une perte de substance de la voûte ou du voile du palais a cherché tout d'abord la syphilis, et enfin si, malgré des recherches approndies et infructueuses, il n'a rien trouvé, le plus souvent il a donné à tout hasard un traitemént spécifique, convaincu ou non qu'il se trouve tout au moins en présence d'un de ces cas de syphilis héréditaire à manifestations tardives. Or, ces manifestations graves d'une vérole qui serait restée latente pendant 15, 20, 30 ans et plus sont au moins fort douteuses pour ne pas dire impossibles à prouver. C'est en présence de ces cas d'un diagnostic des plus difficiles qu'un de nos illustres maîtres, M. Ricord, disait : scrofule possible, vérole probable, ou bien admettait encore une sorte de combinaison des deux affections dont il faisait un scrofulate de vérole.

Mais M. Bazin n'admet point cela : « La syphilis et la scrofule, dit-il, qui se rencontrent chez un même sujet, marchent isolées, conservant chacune la physionomie quê lui imprime la spécificité, ou du moins si elles s'influencent ce n'est que très-légèrement. Il n'y a pas en quelque sorte mariage ou fusion des deux maladies pour produire des phénomènes particuliers de la même manière qu'un acide et une base forment un sel dont les propriétés diffèrent de celles des corps composants. » L'observation de M. Landrieux dont nous donnons l'analyse en est un exemple frappant. Tous les auteurs admettent aujourd'hui sans conteste une angine scrofuleuse, mais il n'en ont pas fait suffisamment ressortir la gravité. Ils se bornent, en général, à citer la scrofule, d'une façon vague, comme une cause de ces déformations et de ces infirmités incurables. L'angine scrofuleuse est tellement grave, que sur quarante-huit observations d'angine, nous en notons trente-neuf qui ont été suivies de pertes de substance plus ou moins considérable.

Cette question étiologique est pourtant du plus haut intérêt pour le médecin, parce que s'il y a une forme bénigne de cette affection, il y a aussi une forme grave qui peut entraîner d'irréparables désordres et contre laquelle on doit se tenir en garde : en second lieu parce que la perte de substance une fois produite, l'art a encore sinon le moyen de la guérir, du moins d'en arrêter les progrès par un traitement approprié.

DIVISION.

Dans cette étude, nous examinerons successivement :

1° les conditions qui président au développement de cette affection.

2° Le siége, la forme de ces pertes de substance.

3° Les symptômes par lesquels elles se manifestent.

4° Le mode de début et la marche des diverses affections qui peuvent donner lieu à cette destruction.

5° Les caractères qui pourraient servir à faire distinguer les pertes de substance, reconnaissant la scrofule comme cause de celles qui seraient le produit d'une autre diathèse.

6° Les accidents qui accompagnent la terminaison.

7° Le traitement.

CONDITIONS QUI PRÉSIDENT AU DÉVELOPPEMENT DE LA MALADIE.

Age et sexe. — L'angine scrofuleuse se manifeste, d'après Desnos, entre 20 et 35 ans. Le plus grand nombre des cas, d'après Homolle, serait entre 10 et 20 ans, 14 cas sur 22.

La scrofulide maligne apparaît d'habitude entre 15 et 25 ans, d'après Bazin.

D'après le relevé statistique que nous avons fait, nous trouvons sur 37 cas :

Au-dessous de 10 ans.	2 cas.
—	de 10 à 15 ans. . . .	8
—	de 15 à 20 ans. . . .	7
—	de 20 à 25 ans. . . .	5
—	de 30 à 40 ans. . . .	8
—	de 40 ans et au delà.	3

D'où il résulte que le plus grand nombre des cas se trouve entre 10 et 25 ans.

Sur le même nombre d'angines scrofuleuses malignes ou ulcéreuses, nous trouvons que le nombre des cas où la gravité de la maladie a déterminé une perte de substance ou une déformation grave est de 27 sur 39, plus des deux tiers des cas.

Enfin, Homolle dit que le nombre des femmes atteintes est de 17 sur 24, c'est-à-dire plus des deux tiers.

D'après notre relevé statistique, nous trouvons :

Hommes. 13
Femmes. 26

D'où il résulte que le nombre des femmes atteint bien la proportion trouvée par Homolle.

Constitution. — Le tempérament sanguin, dit Bazin, prédispose le plus au lupus. Il ne faut pas s'attendre à trouver sur les sujets atteints de lupus les traits ordinaires du tempérament lymphatique :

Isambert dit : « que les angines scrofuleuses se présentent communément chez des sujets qui ne présentent pas les caractères évidents de la diathèse scrofuleuse, mais auxquels on peut appliquer seulement la dénomination plus honnête de constitution lymphatique. »

Ces deux auteurs semblent évidemment se contredire, mais ils sont tous les deux dans le vrai ; car on peut faire plusieurs types cliniques de scrofuleux.

Hardy (1) et Bazin admettent complètement l'identité des lupus et des autres scrofulides. Cependant, il existe un lupus constitué par une néoplasie spéciale, lupus qui diffère des scrofulides par le processus morbide, par sa marche, par les effets consécutifs sur les ganglions, enfin, par l'absence des autres manifestations de la scrofule ; cette forme de lupus est compatible avec tous les attributs d'une bonne santé. C'est à cette forme de lupus qu'il faut rapporter les paroles de Bazin citées plus haut.

L'appréciation de M. Isambert, qui est plus générale, puisqu'il parle de l'angine et non simplement du lupus, qui n'est qu'une forme de l'angine, se rapporte aux scrofulides inflammatoires, tuberculeuses et ulcéreuses, et à toutes les autres variétés érythématéuses, pustuleuses, acnéiques, de Hardy et Bazin.

Homolle, dans sa thèse, fait quatre types cliniques :

1° Aspect extérieur de la santé accompagne plutôt le lupus de la gorge.

2° Belle santé, quelques manifestations strumeuses, légère opacité de la cornée (obs. II d'Homolle) ; cicatrices d'abcès ganglionnaires (obs. X d'Homolle).

3° Scrofulide manifeste.

4° Facies de syphilis héréditaire, petit, grêle, peu développé, face déformée, nez camard, ancienne kératite.

Chez eux, la perforation de la voûte ou du voile du palais, sous forme d'une petite perte de substance, se creuse peu à peu, sourdement, presque sans aucun trouble fonctionnel.

Or, d'après le relevé de nos observations, il est manifeste que le plus grand nombre des malades atteints de perforation de la voûte palatine appartient à la deuxième classe, et que le lupus primitif de la gorge est relativement rare. Car le nombre de ceux qui ont présenté des manifestations scrofuleuses avant que la gorge soit atteinte est très-considérable.

Siége.— Les ulcères scrofuleux de la gorge, quelle que soit d'ailleurs la façon dont ils se sont produits, ont pour siége d'élection la partie molle du voile du palais, la luette ; puis viennent la paroi postérieure du pharynx, les piliers, les amygdales, ces dernières très-rarement. Sur le voile, ils occupent soit le bord libre, où ils peuvent intéresser la luette (obs. VIII), sous forme d'échancrure, soit le bord postérieur du voile du palais (obs. V, VI), sous forme d'ulcère perforant, le voile ou la voûte, cette dernière bien rarement.

Chacun de ces points peut être le siége de syphilides graves qui peuvent entraîner des pertes de substances; cependant, il est à noter que les ulcérations strumeuses intéressent très-rarement les amygdales ou les piliers, et que les perforations syphilitiques se rencontrent le plus souvent, et en premier lieu, au sommet du voile et près de l'endroit où il s'insère sous la voûte palatine. Ceci n'a cependant rien d'absolu, comme le prouve l'observation XII d'Homolle.

Dans toutes nos observations, on voit que la voûte est presque toujours indemne, et que le voile du palais, au contraire, dans presque tous les cas d'angine scrofuleuse maligne, subit des déformations ou des pertes de substance.

Cependant, on peut admettre, avec les auteurs du *Compendium*, que la diathèse scrofuleuse se traduit quelquefois, chez les enfants et les jeunes sujets, par une nécrose analogue à celle qu'occasionne la syphilis constitutionnelle; ils citent à l'appui l'observation suivante.

« Un jeune homme de 18 ans est entré à l'Hôtel-Dieu, dans les salles de Blandin, en 1840, avec une nécrose de la voûte palatine, qui a été suivie d'une perforation; et cependant il est évident que ce jeune homme, non-seulement n'avait pas eu la syphilis, mais même n'avait eu aucun commerce avec les femmes. »

Il est regrettable que les auteurs du *Compendium* n'aient pas donné les antécédents du malade, ni la marche qu'a suivie la maladie. Cependant, le commentaire qui accompagne cette observation sommaire indique bien comment ils l'interprétaient.

Forme. — Les pertes de substances de la voûte palatine revêtent la forme soit d'une échancrure plus ou moins profonde, soit d'une véritable perforation. Comme conséquence de syphilis ulcéreuse, M. Fournier admet trois formes distinctes :

1° L'échancrure marginale ;

2° L'ulcère perforant ;

3° La division en rideau.

Or, cette division ne s'adapte pas moins bien aux scrofulides ulcéreuses. Et la dernière forme a une importance considérable au point de vue du résultat que donnera la cicatrisation des bords, car c'est à elles surtout que sont dues ces adhérences vicieuses aux piliers ou à la paroi postérieure du pharynx, comme nous le verrons plus tard.

Quel aspect offrent ces pertes de substances ?

« Dans les syphilides ulcéreuses, le contour des pertes de substances a généralement quelque chose de franc ; c'est une forme définie, semi-circulaire dans un grand nombre de cas ; l'ulcère scrofuleux est moins bien arrêté dans sa forme.

Dans le premier cas, la règle c'est que les bords soient nettement taillés comme à l'emporte-pièce ; dans la deuxième, ils vont en s'amincissant et sont quelquefois un peu décollés. Les bords, tuméfiés modérément dans la vérole, mais d'une manière égale, sont peu vasculaires et peu adhérents aux os, excepté dans le cas de carie, de nécrose, où ils peuvent être décollés, végétants et fongueux. Le plus souvent, dans la strume, le décollement est inégal, avec des bosselures irrégulières ; les bords sont sinueux, comme frangés. Teinte franchement inflammatoire, aspect luisant, rouge sombre dans la première ; dans la deuxième coloration, pâle, violacée, livide, mate ; on y trouve un plus grand nombre de granulations et de fongosités, un aspect lardacé, jaunâtre ; les parties environnantes sont peu œdématiées. » (Homolle).

MODES DE DÉBUT ET MARCHE DES DIVERSES AFFECTIONS
QUI DONNENT LIEU A CETTE AFFECTION.

Après avoir passé en revue les conditions dans lesquelles
se développe la maladie, c'est-à-dire l'âge, le sexe, la
constitution, les antécédents ; après avoir étudié le siége,
la forme, les dimensions, l'aspect des bords et des parties
voisines de ces pertes de substances, une des questions les
plus intéressantes est assurément celle de savoir quelles
sont les diverses formes de scrofulides qui peuvent en
suivant leur marche naturelle y donner lieu.

Il faut d'abord faire deux grandes divisions.

La première comprend toutes les formes où le mal a débuté
d'emblée par la gorge, c'est-à-dire par une angine scrofuleuse.

Dans la deuxième, nous placerons les accidents qui ayant
eu leur origine dans un autre point sont arrivés par l'ex-
tension du mal à détruire le voile ou la voûte du palais.

Dans la première il faut placer :

1° Les papules et vésico-pustules ;

2° Le lupus primitif de la gorge.

3° La scrofulide ulcéreuse, inflammatoire simple.

4° La carie ou nécrose.

Dans la deuxième :

1° Point de départ dans l'intérieur du nez ;

2° Sur la peau et propagation par les fosses nasales jusqu'au voile du palais.

L'élément pustuleux a une importance considérable
dans la production des pertes de substances plus ou moins
étendues qui entraînent les scrofulides de la gorge.

Un petit bouton paraît presque subitement ; un ou deux
jours après il fait place à une ulcération, et dix ou douze
jours, quelquefois plus tard, une ulcération complète. C'est

ainsi que la chose s'est passée dans l'observation X (Homolle), et dans nos deux observations V et VI.

Le début est toujours lent et insidieux pendant plusieurs mois, voire même plusieurs années. Les malades se plaignent d'un peu de cuisson dans la gorge et l'arrière-gorge ; la déglutition est un peu gênée. Enfin cette angine s'accompagne quelquefois de l'engorgement non douloureux de quelques ganglions parotidiens ou sous-maxillaires. L'indolence est un des caractères particuliers de ces sortes d'angines, comme on peut le voir en parcourant les observations, tellement indolents que bien souvent les malades ne s'aperçoivent de leur mal, que lorsque apparaissent les symptômes d'une perte de substances déjà considérable.

.Quand on assiste au début, dit M. Fougère, on voit le voile du palais, les piliers, la luette, la paroi postérieure du pharynx avec une coloration violacée, vineuse ; quelquefois tuméfiés. Pas de douleur au toucher. La persistance de la gêne attire l'attention du malade. On découvre alors un bouton jaunâtre, une surface ulcéreuse, quelquefois peu étendue.

Ce point isolé, ce tubercule rouge, tuméfié, induré dans le principe, s'est ramolli peu à peu ; son extrémité devient d'un blanc jaunâtre. Il s'étale, gagne en surface et donne naissance à une ulcération plus ou moins étendue. L'ulcération est tantôt peu profonde, à bords arrondis, amincis, irréguliers, sinueux et comme frangés ; à fond inégal, mamelonné, fongueux, parfois grisâtre et sanieux ; tantôt il est plus profond. Il est couvert çà et là de granulations et tapissé par une matière glaireuse, muco-purulente. Le contact n'en est pas douloureux. » (Fougère.)

Ce tableau se rapporte surtout à la scrofulide-ulcéreuse et au lupus.

Dans la scrofulide inflammatoire ulcéreuse dont l'observation 12 d'Homolle et notre observation 11 nous offrent des exemples, il existe de la douleur dans la déglutition. La voix est altérée; et avant l'ulcération on observe un épaississement diffus de la muqueuse de la gorge ; l'examen histologique, fait par M. Cornil pour un cas de M. Desnos (Landrieux, *loc. cit.*, p. 660), montre que la muqueuse pharyngienne était hypertrophiée dans tous ses éléments ; la surface recouverte de papilles bourgeonnantes, le tissu conjonctif sous-muqueux très-épaissi et ses glandes ayant acquis un volume considérable. Dans cette forme, la formation de la perte de substance s'accompagne d'une suppuration peu abondante et les bords en sont rosés et taillés assez nettement (obs. XII d'Homolle), tantôt irréguliers et fongueux (obs. VIII).

La perforation par nécrose se produit dans le cas où une ulcération se produisant sur la muqueuse de la voûte aurait été assez profonde pour détruire le périoste et dénuder l'os (obs. V de Fougères), tantôt par une affection primitive de l'os (obs. du Compendium déjà citée).

Quand la maladie se propage de l'extérieur vers l'intérieur, elle peut débuter dans le nez de la même façon que dans la gorge ; par une pustule (obs. XIV de Fougères), ou par de l'ozène (obs. I de Fougères), qui ayant amené la destruction de la cloison du nez entraîne consécutivement celle du voile du palais. Quelquefois c'est une marche inverse qui suit le mal. La lésion qui a débuté dans la gorge s'étend du côté des fosses nasales (obs. LXV et LXVI de Bazin). Enfin le mal a pu débuter sur un point de la face et notamment par les lobules du nez et envahissant successivement les parties molles de la cloison, les cartilages, les cornets, il arrive à détruire le voile du palais (obs. V et VIII de Fougères).

Comme on le voit, les diverses formes de scrofulides qui peuvent donner lieu à des pertes de substances sont nombreuses et variées. Il en est de même de la marche qui suit la maladie pour arriver à produire des délabrements plus ou moins considérables de la cloison et du plancher des fosses nasales.

Bien que le développement de tous ces accidents soit, en général, peu douloureux, il s'accompagne cependant de certains phénomènes dont quelques-uns présentent une certaine gravité. Parmi ces troubles, le premier et le plus constant est une altération de la voix qui perd son timbre pour devenir nasillarde ou rauque. Néanmoins l'altération de la voix n'est pas en rapport avec l'étendue de la lésion.

Ici se pose naturellement cette question qui est des plus pratiques et des plus intéressantes. Pourquoi le nasonnement est-il un phénomène constant et des plus graves chez les individus atteints de perforations congénitales, tandis que chez les scrofuleux et les syphilitiques ces mêmes accidents ne produisent souvent qu'un nasonnement peu marqué, quelquefois presque nul, malgré des désordres considérables ? La voix prend ce ton nasillard même chez des individus chez lesquels la soudure du voile du palais avec le pharynx est complète ou chez d'autres dont l'organe n'a subi aucune altération physiologique.

Le Dr Paul (de Breslau) a émis l'opinion que ce phénomène ne dépend pas seulement de l'état de la cavité nasale mais de l'état du voile du palais dont les mouvements règlent seuls les vibrations combinées des deux colonnes d'air existant dans les deux cavités bucco-pharyngiennes et nasales. C'est pourquoi toute cause déterminant un trouble dans les mouvements du voile du palais s'accompagne de nasonnement de la voix.

La déglutition s'accompagne du reflux des aliments et surtout des boissons par les fosses nasales. Ce phénomène est moins fréquent que le précédent et souvent il n'est que transitoire.

En effet, dans notre observation nous voyons que les premiers jours les aliments refluaient par les narines, puis qu'après quelques jours cet inconvénient avait disparu. Nous croyons que, dans ce cas, l'habitude et l'attention ne tardent pas le plus souvent à le faire disparaître.

L'olfaction subit une notable diminution, car le passage constant des mucosités nasales dans l'arrière-bouche, le corysa chronique , la fétidité de l'haleine sont autant de causes qui détruisent la sensibilité de l'organe et qui sont dues elles-mêmes aux conditions anormales des fosses nasales.

L'ouïe est aussi atteinte dans un certain nombre de cas. Cette surdité est due tantôt à l'inflammation chronique ou aux ulcérations de la paroi postérieure du pharynx (obs. IX et XI), et de la trompe d'Eustache par propagation ; tantôt à l'oblitération de la trompe par les adhérences du voile du palais avec l'ouverture de la trompe. (Verneuil.)

Le plus souvent il n'y a pas d'adénite symptomatique.

Tous ces symptômes à part la surdité peuvent se rencontrer dans toutes les pertes de substance de la voûte palatine quelle qu'en soit la cause.

DIAGNOSTIC.

Le diagnostic de ces pertes de substances est très-difficile dans les cas où cette lésion a débuté d'emblée par la gorge, et, surtout, si le malade n'a jamais présenté de signes de scrofule : écrouelles, cicatrice, couture, opacités cornéennes, ozène, fistule lacrymale, otorrhée, conjonctivite, ostéite, arthrite, etc.

Si la maladie a débuté par la face se propageant par le nez jusqu'au voile du palais, le diagnostic au contraire est des plus faciles.

Dans tous les cas, la seule affection qui puisse donner lieu a de semblables désordres c'est la syphilis. Cependant Jobert (de Lamballe), cité par les auteurs du Compendium, a rapporté un cas de perforation médiane du voile du palais à la suite d'une rougeole.

Nous ne saurions mieux faire que de donner ici le tableau que M. Fougère a tracé des signes différentiels et de la marche particulière des angines scrofuleuses et syphilitiques.

SCROFULE	SYPHILIS.
Début lent, peu ou pas douloureux, pas de réaction inflammatoire.	L'ulcération est due à une gomme ulcérée, début bruque ; les malades éprouvent alors la sensation d'un corps étranger, et les malades s'assurent par le toucher de l'existence d'une petite tumeur dont ils ont l'exacte mesure. — Si l'ulcération n'est pas le résultat d'une gomme ulcérée, le début est plus rapide, la douleur vive, la réaction inflammatoire. Les parties voisines de l'ulcération n'offrent jamais cette teinte vineuse. Couleur jaune cuivrée, maigre de jambon.
Couleur rouge lie de vin des parties voisines de l'ulcération, violacée de l'ulcère qui est granuleux, fongueux, mamelonné.	
	L'ulcération est grisâtre, blafarde ; elle paraît être le siége d'un travail de mortification, de gangrène ; fond lardacé, recouvert d'une couche blanchâtre putrilagineuse comme gangréneuse.
Bords amincis, irréguliers, déchiquetés, rarement œdématiés.	Bords arrondis circulaires, taillés à pic, renversés en dehors, faits comme par l'emporte-pièce, indurés, œdématiés.
Durée très-longue : des années.	Durée beaucoup moins longue.
Le voile du palais, et la paroi postérieure du pharynx sont le siége le plus fréquent.	Les gommes syphilitiques siégent ordinairement sur le voile du palais. Les ulcérations sur les amygdales.

Les troubles fonctionnels augmentent avec lenteur de même que l'ulcération.	Au début, troubles fonctionnels peu rapides. Puis tout à coup, en vingt-quatre heures, la déglutition et la voix peuvent être gravement compromises. La perforation étant établie, ses progrès sont rapides. Les tissus semblent fondre sous l'influence du travail ulcératif.
Suppuration peu abondante.	Suppuration plus abondante.
Ganglions occipitaux jamais engorgés.	Presque toujours ici.
Engorgement des ganglions sous-maxillalres et parotidiens manque souvent.	Manque rarement.
Jamais ici.	Altérations graves de la langue.
Cicatrices blanches, mates, tendues, luisantes, irrégulières, superficielles.	Moins luisantes, moins blanches, plus régulières, plus profondes.
Antécédents scrofuleux, maladies concomittanes scrofuleuses.	Antécédents syphilitiques.

Le diagnostic se basera sur les antécédents. On pourrait peut-être considérer dans certains cas, la perte de substance comme un produit de la syphilis héréditaire ; mais l'âge des malades est déjà une grave présomption contre cette opinion. Et quand à l'âge viendront se joindre quelques accidents strumeux, on aura la presque certitude d'avoir affaire à une manifestation grave de la diathèse scrofuleuse.

Nous avons vu quelle marche suivaient les différentes formes de scrofulides pour arriver au même résultat. Indépendamment des accidents fonctionnels que laisse toute perte de substance un peu étendue du voile du palais, il y en a un que nous avons signalé incidemment comme une cause de surdité, mais qui peut occasionner des désordres plus graves, et qui a le plus fréquemment la scrofule pour cause ; c'est l'adhérence du voile du palais avec la paroi postérieure du pharynx.

Dieffenbach, dit M. Verneuil, parle d'une fusion de la face postérieure du voile du palais avec la paroi pharyngienne, succédant le plus souvent à des ulcérations scrofuleuses dont les granulations s'accolent et se confondent. Il en résulte tantôt une séparation complète entre les cavités nasales et pharyngiennes, tantôt au lieu qu'occupait la luette, il reste une ouverture arrondie et cicatrisée. Or, ce dernier cas est assez fréquent. Verneuil cite seulement trois observations de malades syphilitiques, mais le nombre des scrofuleux est encore considérable et ces adhérences se font non-seulement avec la paroi pharyngienne, avec les parois de l'isthme, les piliers ou les tonsilles ; les observations sont nombreuses (obs. XI, d'Homolle ; obs. I, d'Hamilton ; obs. de Bucquoy ;obs. de Landrieux, V, VI, VII).

Ces adhérences du voile du palais se font aussi avec les piliers, surtout les piliers postérieurs ou même avec les amygdales ; ce qui empêche l'adaptation normale entre le voile du palais et la paroi postérieure du pharynx.

D'autres fois il se forme des cicatrices qui amènent des déformations du voile du palais, des rétractions, des sortes de raccornissements.

TRAITEMENT.

Le traitement est général et local. Le traitement général est celui de la scrofule ; il s'applique aussi bien à la perforation ou à la perte de substance au moment où elle se produit qu'à l'angine et aux ulcérations : les amers, le houblon, la gentiane, la pensée sauvage (etc.) ; le fer, les bains sulfureux, et, par-dessus tout, une bonne hygiène. Ici se place une importante question de thérapeutique. Peut-on, comme l'a soutenu M. Hérard, considérer le traitement

ioduré « comme une pierre de touche, un critérium infail-
lible? »

M. Guibout dit que le traitement ioduré ne modifie pas la
scrofule, aussi heureusement, ni aussi rapidement que la
syphilis. C'est aussi l'avis de M. Lailler. Le traitement
ioduré n'exerce presque aucune influence sur les lésions
scrofuleuses, ainsi que le montrent les observations X d'Homolle, les observations de Bazin et d'Isambert.

Nous joindrons à ces observations la suivante qui a eté
prise à Lyon, dans le service de M. Horaud, nous l'avons
retrouvée dans nos notes et nous la rapportons dans toute
sa concision.

Il s'agit d'un enfant de 14 ans, qui se présente avec un
effondrement du nez, une perforation de la voûte palatine,
une destruction compl te du voile du palais. Les bords de
ce vaste délabrement sont couverts d'ulcérations. Dans ses
antécédents on ne trouve pas de traces de syphilis. La
mère et ses frères jouissent d'une parfaite santé.

On le traite par l'iodure de potassium. Au bout de quelques jours, la lésion n'a pas diminué et cependant sa face
se couvre de boutons, d'acné iodique. Le traitement spécifique n'avait pas donné d'autre résultat.

On voit par ces observations que si le traitement ioduré
a amené des modifications, elles ont été insignifiantes
et de courte durée. Le traitement tonique, au contraire, a
déterminé dans la plupart des cas une amélioration sérieuse
très-prompte et durable.

Quant au traitement local, il est des plus variés : le muriate de potasse (Baudelocque), le nitrate d'argent (Hamilton), l'acide chromique au 1/4 ou au 1/8 (Desnos, Isambert),
teinture d'iode (Landrieux, Rigale), teinture éthérée d'io-
doforme, solution de chlorure de zinc (Isambert), le nitrate
acide de mercure (Constantin Paul).

M. Isambert a signalé dans quelques observations des

améliorations rapides de l'état local sous l'influence des topiques, améliorations suivies plus tard, momentanément, d'aggravation ou au moins de retour à l'état stationnaire.

En somme, les deux traitements doivent être réunis, et le traitement tonique joue un rôle prépondérant et devra être appliqué dès le début. Il préviendra souvent les graves lésions sur lesquelles nous avons cherché à appeler l'attention.

Il resterait à traiter des moyens dont le chirurgien peut disposer pour combler ces pertes de substances une fois que les bords se sont cicatrisés. Ces moyens sont de deux ordres : « palliatifs ou curatifs. » Il faut recourir à une opération sanglante, et les procédés sont nombreux et variés. Ils sont décrits dans le Mémoire de M. Baizeau.

Le traitement palliatif consiste en l'application d'obturateurs variés, dont le Compendium fait deux classes. Dans la première, il place ceux que le malade fabrique lui-même, éponge, cire, liége (etc.), et ceux que le chirurgien fait faire par des industriels.

Mais dans bien des cas, surtout en ce qui concerne le voile du palais, il est difficile d'y remédier.

Quant aux adhérences, une fois produites, il n'est pas aisé de les faire disparaître, et les opérations pratiquées dans ce but par les chirurgiens n'ont fourni pour la plupart que des résultats très-incomplets.

CONCLUSIONS.

1º Les déformations et pertes de substance de la voûte ou du voile du palais, qu'on est généralement porté à mettre sur le compte de la vérole sont, bien plus souvent qu'on ne le croit, un produit de la diathèse scrofuleuse.

2º Les conditions dans lesquelles se font ces désordres sont identiques à celles de l'angine strumeuse : c'est entre

10 et 25 ans qu'on les rencontre le plus fréquemment ; les femmes y sont plus sujettes que les hommes, 2 sur 3 ; enfin, la plupart de ceux qui sont atteints portent d'autres traces de la diathèse.

3° Les symptômes auxquels la maladie donne lieu sont le nasonnement, le reflux des aliments par les narines, une diminution de l'olfaction et des altérations de l'ouïe.

4° Plusieurs espèces de scrofulides peuvent entraîner des désordres de la bouche ; le lupus, l'angine tuberculo-ulcéreuse, l'angine scrofuleuse inflammatoire ulcéreuse, l'angine pustuleuse, etc. La lésion peut avoir son origine dans la gorge, ou, ayant pris naissance dans un autre point, s'étendre jusqu'au voile du palais.

5° Les signes différentiels de l'angine scrofuleuse et syphilitique sont des plus incertains ; c'est surtout sur les antécédents du malade qu'on se basera pour arriver à un bon diagnostic.

6° Le traitement le plus efficace est un traitement général tonique. On ne doit pas accorder une grande valeur au traitement par l'iodure de potassium comme pierre de touche des affections strumeuses.

Enfin, le traitement local est des plus variés, on a employé presque tous les caustiques.

Obs. II, rédigée par M. Hérard (Bulletin de la Société de médecine des hôpitaux, 1865). — Au mois d'avril 1863, nous recevions dans notre service à l'hôpital Lariboisière (salle Sainte-Mathilde, n° 1), une jeune fille de 19 ans, qui présentait cet aplatissement caractéristique du nez qui résulte de la destruction de la charpente osseuse, et, au niveau même de cette déformation, une ulcération des parties molles, ulcération grisâtre, blafarde, à travers laquelle le stylet pénétrait dans la cavité nasale. La cloison n'existait plus. A la voûte palatine se montrait une plaie irrégulière, à bords taillés à pic, à fond également grisâtre, et non loin d'elle deux ouvertures fistuleuses qui établissaient une communication entre la bouche et l'intérieur des narines. La malade exhalait une odeur d'une extrême fétidité, spéciale à l'ozène. La face était pâle, bouffie; les membres inférieurs légèrement œdématiés, et l'examen des urines dénotait la présence d'une forte proportion d'albumine. En outre, latéralement, le long du cou, à droite et à gauche, apparaissaient de nombreuses cicatrices; la plupart enfoncées, irrégulières, quelques-unes blanches, lisses, légèrement arrondies.

En interrogeant les antécédents, on apprenait que cette jeune fille s'était bien portée jusqu'à l'âge de 7 ans. A cette époque, sans cause appréciable, elle avait commencé à maigrir et était insensiblement tombée dans un profond marasme. Le ventre s'était alors tuméfié, et le médecin qui lui donnait des soins avait constaté que ce gonflement était produit par une ascite. Trois ponctions successives avaient été pratiquées dans l'intervalle de quelques mois. Après la troisième ponction, l'épanchement ne s'était plus reproduit; mais alors avaient apparu pendant plusieurs années de nombreux abcès au cou. Ces abcès, affirme-t-elle, ne provenaient pas de glandes engorgées et suppurées, ils duraient à peine quelques semaines et disparaissaient, laissant à la longue les cicatrices dont nous avons déjà parlé. De 10 à 15 ans, sa santé était déjà redevenue bonne; mais, à partir de l'âge de 15 ans, il s'était manifesté un coryza rebelle avec excroissance charnue dans l'intérieur de la narine gauche. Malgré de fréquentes excisions et cautérisations, le mal avait constamment fait des progrès, la muqueuse s'était ulcérée en plusieurs endroits; les os avaient été-atteints, et il en était résulté une perforation de la cloison des fosses nasales, de la voûte palatine sur deux points différents, et enfin, plus récemment, une destruction des os propres du nez, avec plaie fistuleuse à l'extérieur. A diverses reprises, la malade avait retiré de petits séquestres provenant des os maxillaires.

Telle était la série des phénomènes et des lésions que nous constations chez cette jeune fille. Ajoutons qu'elle était sans fièvre, qu'elle ne se plaignait d'aucune douleur vive, et que les organes génitaux étaient parfaitement sains.

Un premier fait nous paraissait évident : c'est que toutes les lésions que je viens d'énumérer n'étaient que les manifestations diverses d'une seule et même maladie générale, constitutionnelle, qui avait débuté vers l'âge de 7 ans et qui continuait encore ses ravages. Mais quelle était cette maladie ? Il n'y avait guère que deux suppositions permises : la scrofule ou la syphilis. Toutes deux avaient en leur faveur une somme de probabilités à peu près égale.

Pour la syphilis, nous trouvions d'abord le siége et la nature des lésions. On sait la prédilection toute spéciale qu'affecte le virus syphilitique pour les fosses nasales et l'arrière-gorge. On connaît la fréquence des destructions de la cloison des os propres du nez, des ulcérations de la voûte palatine et du voile du palais, si bien qu'en présence de semblables altérations, la pensée d'une affection syphilitique se présente irrésistiblement à l'esprit. C'est l'impression qu'a subie M. Roger à la vue de sa jeune malade (obs. XX du mémoire), qui présentait des déformations identiques à celles que nous avons décrites, et cette impression a été si forte qu'elle a entraîné notre collègue à admettre d'emblée une syphilis acquise, alors cependant qu'il n'avait pu remonter à la source d'une infection virulente. Chez notre jeune malade, il nous a été également impossible de retrouver une syphilis inoculée ; vainement nous avons dirigé notre interrogatoire en vue d'un des nombreux modes de l'insertion du virus si bien exposés par M. Roger ; les renseignements fournis à cet égard par les parents, qui m'ont paru très-soucieux de la santé de lenr enfant, ont été complètement négatifs ; et d'ailleurs, nous ne constations rien dans la succession des phénomènes qui ont quelque rapport avec des accidents secondaires (syphilis, maux de gorge, plaques muqueuses, alopécie, etc.) ayant précédé les symptômes actuels, manifestement tertiaires.

Restait l'hypothèse de la syphilis héréditaire. Mais ici surgissaient de nouvelles difficultés ; l'enfant, avons-nous dit, jouissait jusqu'à l'âge de 7 ans d'une parfaite santé. Elle n'avait présenté aucune de ces manifestations caractéristiques de la syphilis congénitale que l'on voit apparaître au moment de la naissance (pemphygus des extrémités, suppuration du thymus, induration spéciale du poumon et du foie) ou bien encore dans les premiers mois de l'existence (coryza, plaques muqueuses des environs de l'anus, de la vulve, de la bouche, etc.). Or, pour le plus grand nombre des médecins qui n'admettent pas la possibilité du développement de la syphilis héréditaire passé six mois, il y avait là un motif suffisant pour rejeter l'hypothèse de la syphilis. Mais, Messieurs, peut-on ne tenir aucun compte, comme semble disposé à le faire M. Roger, de l'opinion d'auteurs considérables qui ont cité des exemples de syphilis héréditaire survenue à l'âge de 8, 12, 15 ans et plus? Sans doute, il y a beaucoup de ces faits qui manquent de détails suffisants ou sont peu probants. Mais il en est quelques-uns qui ont été rapportés par des observateurs consciencieux et sévères : de Méric, en Angleterre ; le professeur Sigmund, à Vienne; Dittrich, en France, M. Ricord, etc. Est-il permis de les supprimer parce qu'ils sont exceptionnels ? Je ne le pense pas. A ce compte, il faudrait rayer de la science beaucoup de faits qui ont été d'abord contestés, parce qu'ils sortaient de la règle, mais qui, plus tard, se sont imposés par leur évidence. Je pourrais en citer bien des exemples ; mais, pour rester dans notre sujet, je me bornerai à rappeler la contagion des accidents secondaires et la syphilis vaccinale. Qui sait d'ailleurs, si plusieurs faits de carie des os du nez et de la voûte palatine, dans lesquelles on ne peut remonter à une origine syphilitique, mais qui cependant guérissent avec une grande rapidité sous l'influence de l'iodure de potassium. Tous ces faits, comme en signalait dernièrement M. le professeur Nélaton dans une de ses leçons cliniques reproduites par l'*Union médicale*, n'appartiennent pas à la syphilis héréditaire à très-longue échéance. C'est une idée que je vous soumets en passant et qui, si elle était adoptée, pourrait donner l'explication de beaucoup de cas observés. Pour l'instant, je veux seulement soutenir qu'en présence des lésions mentionnées plus haut, il ne nous était pas permis de passer sous silence l'hypothèse d'une syphilis héréditaire tardive.

Restait à obtenir la preuve que les parents étaient, au moment de la procréation, en puissance de diathèse ; mais on sait combien cette démonstration est le plus ordinairement difficile à fournir et, dans le cas actuel, l'enquête minutieuse à laquelle je me suis livré, a été sans résultat. Toutefois, un fait important doit être signalé, c'est que, après une première fausse-couche, la mère a perdu successivement trois enfants en bas âge, l'un dans les premières semaines qui suivirent la naissance, un autre à 9 mois, un troisième à 14 mois. Or, cette mortalité excessive ne peut-elle donner lieu de supposer que la diathèse syphilitique existait chez les parents, et que sa funeste influence a été en s'affaiblissant graduellement, de manière à ne plus se manifester chez notre jeune fille que vers l'âge de 7 ans.

OBS. III. — M... (Constantin-Paul), Bulletin de la Soc. méd. des hôp. (1872), page 44. — La femme Petitet, âgée de 40 ans, couchée au lit n° 21 de la salle Sainte-Madeleine, nous présente un cas d'angine ulcéreuse maligne, de nature scrofuleuse. On constate facilement une ulcération comprenant le voile du palais, les piliers et même les parois du pharynx. La moitié gauche du voile du palais et les deux piliers correspondants ont disparu. On ne trouve à leur place qu'une vaste perte de substance. La luette, détachée à sa base, est pendante et entraînée vers le côté droit.

L'aspect des parties laisse beaucoup à désirer au point de vue du diagnostic de la cause. La couleur n'est pas grisâtre, il n'y a pas de changement de couleur, mais seulement de la décoloration. Quelques ganglions cervicaux sont atteints, mais d'une manière peu marquée. Cette femme a eu 18 enfants, et le dernier il y a trois mois.

Pendant une de ses couches, elle a présenté des rougeurs à la face antérieure du genou et aux cuisses. Gibert, médecin de l'hôpital Saint-Louis, qui l'a vue à cette époque, a diagnostiqué une scrofulide de la peau. Aujourd'hui nous trouvons sur les membres inférieurs des cicatrices qu'on peut facilement reconnaître pour des scrofulides. Ce sont des cicatrices nummulaires, non pigmentées, un peu rosées, formant des sortes de plis écailleux sans rétraction.

Pour m'assurer que cette femme n'était pas atteinte de syphilis, je ne me suis pas contenté de ce que je n'en trouvais pas de traces sur son corps, j'ai fait venir son dernier enfant alors âgé de 3 mois, il est magnifique et ne présente aucune trace de syphilis, il en est de même de ceux qu'elle a eus auparavant. Or, si les affections présentées par cette femme étaient des affections syphilitiques, il serait difficile d'admettre que l'enfant, né pendant une évolution aussi active de la maladie, ne portât pas de trace de syphilis. Je résumerai ainsi le diagnostic.

Pas d'accident primitif syphilitique, pas d'accidents secondaires, enfant non syphilitique. D'autre part, scrofulides évidentes sur les membres, évolution très-lente de la maladie (elle datait de plus de douze ans depuis la première scrofulide). Toutes ces raisons m'ont fait admettre une angine scrofuleuse. J'ai revu cette malade plus de deux ans après, et je n'ai pu que confirmer mon diagnostic.

Obs. IV. (Personnelle). — M... (Eléonore), âgée de 38 ans, blanchisseuse, entrée à l'hôpital temporaire, salle Saint-Jean, nº 16, le 30 mars 1875. (Service de M. Rigal.)

Père et mère sains.

Le pere mort à Lariboisière à 45 ans, hydropique et paralytique.

La mère, que nous avons examinée, à 64 ans, bien portante, a eu une paralysie d'une jambe à la suite d'une attaque, Elle a eu aussi une manie puerpérale qui a duré deux mois à la suite de sa première couche.

Elle nous raconte que son grand père avait aussi une trace dans le palais et qu'il parlait du nez (?)

La malade a une sœur qui présente une perte de substance ; nous en donnons l'observation plus loin. Elle a deux frères bien portants. Il y a encore quatre enfants morts en bas âge, on n'a pu nous dire de quoi. Ils n'ont cependant présenté aucune sorte d'éruption.

Notre malade a eu, à l'âge de 15 ans, à la suite d'un refroidissement, dit-elle, un abcès du cou qui fut ouvert en trois endroits. Les cicatrices qui sont restées sont blanches, assez régulières, peu déprimées.

A 16 ans, elle a eu une enfant, qui n'a jamais présenté d'éruption. ni de bouton d'aucune espèce aux parties génitales, à l'anus ou à la gorge. L'enfant est morte du croup à l'âge de 4 mois.

On ne trouve rien de plus dans ses antécédents jusqu'au moment où est apparu un bouton sur le voile du palais il y a un an et demi.

Ce bouton n'était pas douloureux ; il ressemblait à un petit furoncle, au dire de la malade, qui ne s'en aperçut que par un peu de gêne qu'il lui fit éprouver. Ce bouton ne tarda pas à s'ulcérer. L'ulcération, une fois produite, a suivi une marche progressivement envahissante, sans avoir jamais déterminé de douleur.

La lésion n'a jamais produit une odeur qui impressionnât désagréablement la malade ou ceux qui l'approchaient. Cette lésion a eu toute son évolution en trois mois, et depuis elle n'a pas changé : elle ne s'est ni agrandie, ni diminuée. Elle produit simplement un peu de gêne dans la déglutition.

A l'examen de la bouche, on aperçoit une vaste perte de substance ; le voile du palais et la luette sont à peu près complètement détruits ; à gauche, les deux piliers sont presque intacts et le bord de la perte de substance qui leur fait suite va directement d'arrière en avant, jusqu'au bord de l'os palatin qui n'est pas entamé. Là se trouve le sommet de cette vaste échancrure ; il est assez arrondi pour permettre au doigt de presser le bord postérieur de l'os palatin. Le bord droit de l'échancrure revient obliquement en arrière se terminer sur les piliers. De ce côté, le bord est encore un peu ulcéré ainsi que le pilier antérieur droit, qui est en même temps rouge et tuméfié.

La paroi postérieure du pharynx présente quelques petites ulcérations pointillées, sur un fond rouge, violacé.

Le nez est rouge, gros, tuméfié surtout vers le lobule. La rougeur du nez s'étend jusqu'au sac lacrymal. A droite, la tuméfaction est très-considérable et s'étend jusque sur la joue. Le sillon naso-jugal n'existe plus. L'aile droite est légèrement ulcérée. Sur la lèvre supérieure, et à l'orifice des deux narines, on trouve des ulcérations peu profondes, plus ou moins irrégulières, recouvertes d'une croûte noi-

râtre sèche, ou d'une couche grisâtre assez adhérente de muco-pus.
Une aréole violacée entoure chacune de ces petites ulcérations.

Il y a trois mois seulement que le mal débutait dans le nez par une
petite pustule analogue à celle qui s'était montrée sur le voile du palais. Cette pustule a eu pour siége la sous-cloison ; elle a suivi la même
marche que la première. L'ulcération s'est étendue de proche en
proche et gagnant en profondeur. Aujourd'hui le cartilage et la sous-
cloison n'existent plus. La marche de la maladie a donc été très-rapide.
Nous devons dire cependant que plusieurs mois avant l'apparition de la pustule, la malade souffrait du nez.

La joue droite est douloureuse ainsi que la lèvre supérieure qui est
un peu enflée.

La malade est surtout gênée dans la déglutition. Elle est obligée de
faire attention quand elle boit ou qu'elle mange pour éviter le reflux
des aliments par le nez.

Elle a une voix un peu rauque, mais presque sans nasonnement.

Enfin elle n'a jamais eu de trouble de l'ouïe.

On lui fait prendre comme traitement : 2 grammes d'iodure de potassium par jour ; du vin de quinquina ; et plusieurs fois par jour elle
se fait des injections phéniquées dans le nez.

Le mieux ne s'est pas fait attendre longtemps. Le nez s'est détergé,
les croûtes sont tombées.

La malade sort vers le milieu de mai considérablement améliorée.
Il nous a été impossible de la revoir malgré nos recherches.

Il est vraiment curieux, au point de vue étiologique, de
rapprocher cette observation de la suivante. On voit que
les deux sœurs sont atteintes en même temps de la même
affection, laquelle débute de la même manière et suit la
même marche. Cette localisation de la scrofule, qui est un
fait rare par lui-même, devient extrêmement intéressant
quand on réunit les deux cas, surtout si l'on se souvient que
le grand-père a peut-être été atteint de la même maladie.
On aurait alors une sorte d'alternance dans l'hérédité, non-
seulement de la diathèse scrofuleuse, mais encore d'une
manifestation spéciale de cette diathèse.

Obs. V (personnelle). — M... (Julie), âgée de 31 ans, blanchisseuse, entrée à l'hôpital Temporaire, salle Saint-Jean, n°21, vers le milieu d'avril 1875 (service de M. Rigal).

Dans son enfance, elle a eu pendant deux ans des écoulements par les deux oreilles. Il n'est pas resté de surdité. Elle n'a jamais eu de conjonctive, ni de coryza. Rien dans ses antécédents ne peut faire soupçonner la syphilis et cependant, elle offre plusieurs accidents qui la rappelle.

La sensibilité générale, surtout à la face, paraît très-obtuse, on peut enfoncer une épingle sans qu'elle se plaigne. Sur le côté gauche de la face au niveau de la parotide il existe un vaste méplat, on dirait qu'il y a eu atrophie de la glande.

A droite, au niveau de l'arcade zygomatique et de l'articulation temporo-maxillaire les os sont douloureux spontanément surtout la nuit. Elle n'a jamais eu de douleur dans les membres. On ne trouve ni tumeur, ni cicatrice, sur les membres ou le tronc. Elle n'a pas non plus de céphalalgie. Enfin les ganglions sous-maxillaires sont engorgés et peu douloureux.

Il est certain qu'on trouve là plusieurs signes qui rappellent fortement la vérole; mais, rapprochés de la maladie de sa sœur, ils perdent beaucoup de leur valeur.

La maladie dont elle est atteinte a débuté, il y a cinq mois, par un petit bouton qui s'est développé sur le voile du palais et n'a pas tardé à s'ulcérer, et la lésion s'est étendue progressivement.

L'observation directe de la bouche nous montre aujourd'hui une ulcération peu profonde, inégale, déchiquetée qui s'étend sur le bord du pilier droit et jusque sur la paroi pharyngienne postérieure. Elle diffère des ulcérations syphilitiques qui sont comme taillées à l'emporte-pièce.

A gauche, le pilier postérieur est détruit ; l'amygdale est soudée à la paroi postérieure du pharynx. La luette n'existe plus et la perte de substance forme une vaste échancrure qui s'étend sur la ligne médiane presque jusqu'au rebord postérieur de la voûte palatine.

A droite, l'amygdale est intacte, le pilier postérieur seul est fortement endommagé.

On voit encore quelques traces d'ulcérations disséminées sur les bords de la solution de continuité.

Comme chez la sœur les troubles fonctionnels sont presque nuls. La déglutition est assez facile. Il n'y a presque pas d'altération de la voix.

Le nez n'a pas été touché. Cependant les douleurs que nous avons signalées dans les os de la face pourraient bien être le présage d'une attaque prochaine, ainsi que nous l'avons observé chez sa sœur.

On a institué chez elle le même traitement que chez sa sœur. Mais son séjour à l'hôpital n'a été que de très-courte durée. Elle n'avait consenti à entrer que sur notre invitation et pour se soumettre pendant quelques jours à notre observation.

Obs. VI (personnelle). — Petite fille de 13 ans. Antiquaille, service de M. Horand. — Père sain, mère morte de pneumonie il y a dix ans. Il y a six mois, elle présenta une tache sur l'œil, sans cause connue ; et en même temps elle se plaignit d'une douleur de gorge assez vive ; au bout de quelques jours, elle se mit à parler du nez, et les aliments refluaient par le nez. Aujourd'hui l'aile droite du nez et toute la portion cartilagineuse de la cloison ont disparu. Une vaste perte de substance a succédé au voile du palais.

La petite malade est atteinte d'une surdité considérable. Sur l'œil on ne retrouve pas la tache dont il a été question.

Une dent incisive moyenne a son bord libre usé, aplati, on voit les deux couches de la dent. Sur plusieurs molaires, la couronne a complètement disparu.

Cette observation très-sommaire pourrait être considérée comme un cas de syphilis héréditaire ; mais rien dans les antécédents des parents, qui ont été interrogés avec soin, ne me permet de le supposer, et rien dans les antécédents de cette enfant n'autorise à croire qu'elle l'avait contractée. Nous avons cité cette observation, bien que très-incomplète, parce qu'elle se rapporte au quatrième type clinique décrit par M. Homolle.

Obs. VII (personnelle).—M... (Marie), âgée de 12 ans, salle Sainte-Catherine, n° 17. Entrée le 9 janvier 1878 (service de M. Bouchut).

Père et mère sains.

Un frère bien portant et qui n'a jamais été malade.

La petite malade ne présente rien du facies strumeux ; elle a toujours joui d'une excellente santé. Jamais elle n'a souffert d'ophthalmies, d'otorrhée, de coryza ou d'autre affection strumeuse.

Il y a quatre mois, elle avait un engorgement considérable des ganglions du cou, engorgement survenu sans cause connue. On l'envoie passer trois semaines ou un mois à l'hôpital de Berg-sur-Mer, dont elle revient guérie.

Au commencement de décembre, elle entre pour la première fois dans le service de M. Bouchut, pour un mal de gorge. La déglutition ne se faisait qu'avec beaucoup de peine et était très-douloureuse. Cette angine était accompagnée d'un mouvement fébrile assez accentué.

Quinze jours plus tard, ces symptômes ayant disparu, elle sort de l'hôpital. A peine rentrée dans sa famille, sa voix s'altère et devient fortement nasonnée. Les boissons refluent par le nez ; ce dernier accident disparaît au bout de quelques jours.

Dans les premiers jours de janvier, on voit survenir les mêmes symptômes d'angine aiguë. La douleur se montre de nouveau; la fièvre se rallume et se traduit par une éruption d'herpès sur les lèvres

Aujourd'hui, 17 janvier, tous ces symptômes ont disparu.

Notre petite malade ne nous fournit pas d'autre renseignement sur le début de la marche de la maladie. Ce qu'il y a de certain, c'est qu'elle a eu deux poussées d'angine aiguë, que la première a été suivie de vomissement et de reflux des aliments par le nez. Que s'est-il passé pendant la seconde? C'est ce que nous ignorons; cependant, il nous paraît assez vraisemblable, que les adhérences du voile du palais et des parois pharyngiennes se soient produites pendant cette récidive.

A l'examen de la gorge, voici ce que nous trouvons :

La luette a complètement disparu, elle est remplacée par une échancrure, de la dimension d'une pièce de 50 centimes, un peu ovale, à grand axe, dirigée d'avant en arrière et de haut en bas. Les bords de cette échancrure se portent en bas et en arrière d'une façon symétrique pour aller se souder aux parois latérale et postérieure du pharynx.

Les bords sont considérablement épaissis et présentent des ulcérations fongueuses, grisâtres et bordées d'un liséré rouge, inflammatoire.

Le voile du palais a contracté aussi des adhérences avec les piliers postérieurs qui se portent sur les parois du pharynx. Les piliers antérieurs, les tonsilles, les piliers postérieurs, ne se distinguent plus les uns des autres; à peine un léger sillon sépare-t-il ces diverses parties de la gorge.

Une vaste ulcération fongueuse recouverte d'une couche grisâtre, sale, très-adhérente s'étend sur la gorge tout entière. Les parties molles semblent se fondre sous cet immense ulcère.

Par la disposition des adhérences et la forme régulière de la perte de substance, le voile du palais forme sur l'arrière-gorge comme un vaste rideau fixé à ses deux extrémités.

Le voile du palais est immobile et les fosses nasales sont constamment en communication directe avec le pharynx dans lequel s'écoule toutes les mucosités nasales.

Obs. VIII. (Analyse d'une observation publiée par M. Desnos dans le *Bulletin de la Société médic. des hôpitaux*, 1872.) — Jeune fille de 17 ans, entrée le 2 décembre 1871, à l'hôpital de Lariboisière.

Douleurs de gorge remontant à trois ans.

Traitement topique, gargarismes.

A son entrée : le voile du palais dans son tiers postéro-inférieur a disparu, détruit par un travail ulcératif; cette destruction est plus marquée dans la moitié droite que dans la moitié gauche. Elle a également atteint les piliers antérieurs et les amygdales. C'est par le bord libre que paraît avoir débuté la lésion, rongeant lentement le voile palatin de son bord inférieur vers son bord supérieur.

Ce qui représente aujourd'hui le bord libre, est formé par un bourrelet sinueux, irrégulier, visiblement ulcéré, offrant de petits mamelons hypertrophiques, indurés, grisâtres, recouverts d'un liquide sanieux adhérent aux surfaces subjacentes, mamelon dont l'existence est évidemment liée à un processus hyperplasique.

A quelques millimètres de distance de ce bord ulcéré, le voile du palais recouvre son apparence normale, sa rougeur n'est pas augmentée. Toutefois on remarque sur sa moitié gauche, à 7 ou 8 millimètres environ du bord libre, une perforation de largeur d'une lentille, circonscrite par une marge indurée et grisâtre, d'aspect semblable à celui qui vient d'être décrit pour le bord libre.

La paroi postérieure du pharynx présente simplement des granulations. Symptômes fonctionnels; du nasonnement, voix rauque, non éteinte. Troubles de la déglutition.

Etat général qui rappelle la phthisie pulmonaire. Traitement tonique. Cautérisation à l'acide chromique. Amendement de l'état général puis temps d'arrêt dans l'amélioration. Enfin la perforation circulaire signalée dans la portion gauche du voile du palais a, en grandissant, gagné le bord libre et y a taillé une assez large échancrure.

Obs. IX (Extraite du mémoire de M. Landrieux). — Nous en donnons simplement l'analyse :

Homme âgé de 43 ans, entré chez M. Lasègue le 5 juillet 1872.

Au commencement de 1870, mal de gorge ; troubles de la déglutition, haleine fétide. Amélioration produite par des gargarismes à la fin de 1870.

Pendant la guerre, mauvaises conditions hygiéniques et accroissement de tous les troubles fonctionnels ; modification de la voix.

Au commencement de 1872, il entre dans le service de M. Chauffard à Necker. Cautérisation des ulcérations avec la teinture d'iode ; à l'intérieur : iodure de potassium, sirop de Gibert. Amélioration, après trois mois de traitement. Mais peu après, réapparition des douleurs, troubles de la déglutition, les aliments passent par les fosses nasales.

Juillet 1872. Il entre à la Pitié. Mauvais état général, déformation du nez.

Le voile du palais présente des déformations nombreuses ; c'est à peine si sur la ligne médiane, on observe un petit tubercule muqueux qui rappelle la luette.

Les piliers antérieurs et postérieurs sont bien modifiés. A leur niveau, de chaque côté, on observe un prolongement charnu qui du bord inférieur du voile, se dirige sur la paroi latérale du pharynx où il vient aboutir ; la muqueuse dans tous ces points n'est pas ulcérée ; seulement elle offre un aspect légèrement fongueux.

La fossette amygdalienne n'existe plus, sa loge semble avoir été remplacée par ce tissu de nouvelle formation.

Le voile du palais n'a plus ses dimensions normales. Il se meut avec difficulté. L'adaptation est loin de s'opérer normalement entre le voile du palais et la paroi postérieure du pharynx.

A plusieurs reprises, violentes douleurs dans les oreilles. Sensibilité normale même exagérée.

Langue normale avec muqueuse non ulcérée.

La paroi postérieure du pharynx non ulcérée, semble boursouflée. Elle a une teinte rouge sombre. Vers le tiers moyen, on observe quelques ulcérations peu profondes, il est presque impossible de les déterger, soit par les gargarismes, soit à l'aide d'un pinceau. Le mucopus qu'on enlève recouvre une surface grisâtre, non saignante, rappelant comme aspect les infiltrations caséeuses non suppurantes. Sensibilité extrême, le toucher provoque des nausées et des vomissements, déglutition des solides impossible.

Antécédents syphilitiques nuls. On donne néanmoins en octobre 1872 un traitement anti-syphilitique.

L'état général reste mauvais, l'état local semble s'aggraver. On fait des cautérisations avec une solution de chlorure de zinc.

Novembre 1872. Amélioration locale. Sédation des douleurs.

Le 18. Présence de plusieurs tumeurs siégeant aux membres inférieurs, sans modification de couleur à la peau, douloureuses au toucher ; et lancinantes plutôt la nuit que le jour. On donne 2 grammes d'iodure de potassium par jour.

5 décembre. Pas de modifications de plus à la partie moyenne et antérieure du tibia, une saillie manifeste, douloureuse au toucher, c'est une périostose de même nature que les tumeurs gommeuses qui siégent dans le tissu sous-cutané.

Le 20. On donne depuis plusieurs jours 5 grammes d'iodure. On observe une diminution manifeste des tumeurs ; elles ne sont plus douloureuses.

Le 30. Tout a disparu. L'esprit est fortement frappé de cette rapidité d'action du médicament sur ces productions tenant vraisemblablement à des manifestations tertiaires de la syphilis, tandis qne l'iodure n'a pas modifié l'état de la gorge.

Pendant l'année 1873 et les six premiers mois de 1874, état stationnaire.

29 juin 1874. Hémorrhagie terrible produite par l'ulcération d'un des vaisseaux du palais.

1er juillet. Nouvelle hémorrhagie dans le même point, cette seconde entraîne en quelques heures la mort du malade.

Obs. X. (Hamilton, *Arch. de méd.*, 1845, 4e série, t. VII, p. 353). — Femme 33 ans, mariée et n'ayant jamais eu de syphilis, affectée depuis trois ans de mal de gorge, pour lequel elle a été traitée par toutes sortes de moyens ; mais ayant été toujours très-sujette à cette maladie, présentant des cicatrices scrofuleuses sous le cou ; altération du timbre de la voix et trouble dans la déglutition ; dans le fond du pharynx, ulcération petite et irrégulière, recouverte par une exsudation d'un jaune verdâtre. Echancrure profonde du bord libre du voile du palais, par suite, destruction de la luette. Dans le fond de la gorge du côté droit, plusieurs cicatrices ou brides blanchâtres sans aucune destruction des parties molles ; mais du côté gauche, perte de substance et adhérence des piliers postérieurs du voile du palais au pharynx.

Tisane salsepareille, iodure de potassium, cautérisation avec le nitrate d'argent.

Sortie douze jours après son entrée dans un état satisfaisant.

Obs. XI. (Hamilton, loc. cit.).— Charretier de 23 ans, affecté de
mal de gorge depuis un an, n'ayant jamais eu d'affection syphilitique ;
tout le côté droit du voile du palais est détruit par une ulcération
que recouvre une exsudation grisâtre et dont les bords sont rougeâtres
et irréguliers. L'ulcération a presque complètement détaché la luette,
qui ne tient plus à la voûte palatine que par quelques brides, et qui
est entraînée vers l'amygdale du côté gauche. Douleurs vers l'oreille ;
pas de difficulté pour avaler, seulement un peu de douleur.

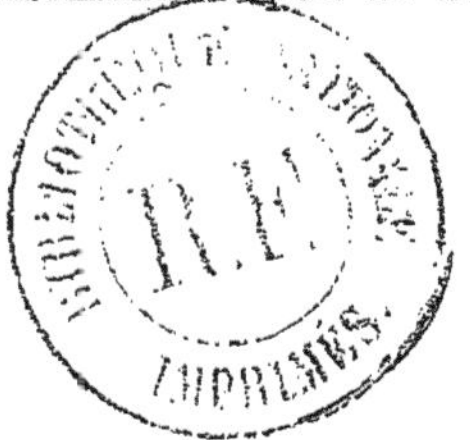

INDEX BIBLIOGRAPHIQUE.

BAUDELOCQUE. — Etudes sur les causes, la nature et le traitement de la maladie scrofuleuse. Bruxelles, 1835.

HALMILTON. — Mémoire sur l'angine scrofuleuse. Arch. de méd., 1845, 4e série, t. VII.

BAZIN. — Leçons théoriques et chimiques sur la scrofule, 2e édition, 1861.

BAIZEAU. — Mémoire sur les perforations et les divisions de la voûte palatine (Arch. gén. de méd., 1861).

HÉRARD. — Diagnostic différentiel de la scrofule et de la syphilis. Bull. de la Soc. méd. des hôpitaux, 1865, p. 63.

LANDRIEUX.—Quelques réflexions à propos d'une observation d'angine scrofuleuse ou scrofulide tuberculeuse hypertrophique. (Arch. gén. de méd., 1865, p. 660.)

DESNOS.— Art. Angine *in* Dictionnaire de médecine et de chirurgie pratiques, 1865, t. II, p. 485.

FOUGÈRES. — Etude sur l'angine ulcéreuse maligne de nature scrofuleuse. Thèse de Paris, 1871.

ISAMBERT. — Mémoire sur l'angine scrofuleuse. Mém. de la Soc. de méd. des hôpitaux, 1871, p. 107.

PETER. — Angine *in* Dictionnaire encyclopédique des sciences médicales, t. IV, p. 753.

CONSTANTIN PAUL. — Sur l'origine scrofuleuse. Bull. de la Société de méd. des hôpitaux, 1872.

DESNOS, LIBERMAN, BUCQUOY. — Mém. et observations d'angines scrofuleuses. Bull. de la Soc. méd. des hôpitaux, 1872, p. 60 et suiv.

ISAMBERT. — 3 observations. Bull. de la Soc. méd. des hôpitaux, 1872, p. 233.

VERNEUIL. — De l'adhérence du voile du palais à la paroi postérieure du pharynx à la suite d'ulcération et de ses conséquences, par le Dr J. Paul (de Breslau). Arch. gén. de méd., 1874, t. II.

HOMOLLE. — Des scrofulides graves de la muqueuse bucco-pharyngienne. Thèse de Paris, 1875.

FOLLIN. — Traité élémentaire de pathologie externe, tome IV, chap. XII et XIII.

GAILLETON. — Traité des maladies de la peau. Paris, 1874.

TRELAT. — Bull. de la Soc. de chirurgie, t. VIII et X.—Mém. de la Soc. de chirurgie. — Mém. sur la staphylorrhaphie, t. VI.

A. PARENT, Imprimeur de la Faculté de Médecine, rue Mr. le-Prince, 31

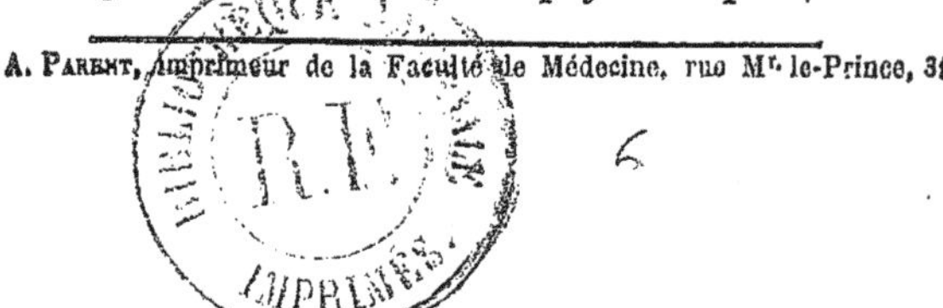

www.ingramcontent.com/pod-product-compliance
Ingram Content Group UK Ltd.
Pitfield, Milton Keynes, MK11 3LW, UK
UKHW021147140726
13695UKWH00005B/1985